Título: "La Revelación del Almidón: Cómo Transformé mi Salud y Bajé de Peso con una Dieta Basada en Plantas"

Introducción:

Hace siete años, mi vida dio un giro inesperado. Me consideraba una persona extremadamente saludable, siguiendo una dieta baja en carbohidratos y controlando meticulosamente lo que comía. Mi rutina consistía en desayunar omelettes, almorzar proteínas animales con verduras y cenar de manera similar. Rara vez consumía carbohidratos, y las frutas eran una indulgencia ocasional. Además, consideraba el azúcar como un enemigo prohibido en mi vida. Estaba convencida de que mi estilo de vida era saludable y que estaba haciendo todo correctamente.

Capítulo 1: Un Diagnóstico Desconcertante

Sin embargo, mi visión se desmoronó cuando fui diagnosticada con ovarios poliquísticos y, para mi sorpresa, prediabetes. Me sentí atónita y confundida. Mi médico en Houston me informó que se trataba de una cuestión genética y que tendría que cuidarme de por vida. Me parecía incomprensible que todo el esfuerzo que había puesto en mi alimentación "saludable" me hubiera llevado a ese punto. Me preguntaba cómo era posible que siguiera enferma a pesar de mis hábitos supuestamente saludables.

Capítulo 2: En Busca de una Solución

Desesperada por encontrar respuestas, recordé a Norma Coello, una nutricionista con la que había tenido contacto en Honduras. Ella había publicado exitosos libros de recetas y pensé que su perspectiva podría ser valiosa para mí. Ella hacia dietas baja en carbohidratos, mucha proteina de animal y nada de azucar. Me puse en contacto con ella y le conté mi situación. Para mi sorpresa, me dijo que podía ayudarme. Sin embargo, me advirtió que su enfoque alimentario había cambiado y ahora se centraba en las dietas basadas en plantas, tras haberse graduado recientemente de Cornell University en Nueva York. Imaginense el cambio que dio su estilo, y asi era como mi vida iba a cambiar despues de ponerme en contacto con ella. Norma tenia Diabetes tipo 2, y con esta dieta, de La Solucion del Almidon, la estaba controlando. Mi medico en Houston me recomendo METFORMINA, les cuento que la tome y no la aguante. No la necesitan con esta dieta.

No les miento, yo no creia en esto. Aunque estaba escéptica al respecto, decidí darle una oportunidad, ya que anhelaba mejorar mi salud y perder peso.

Capítulo 3: La Dieta del Almidón

Cuando recibí el plan de dieta de Norma, me quedé sorprendida y un poco asustada. El enfoque se basaba en el consumo de carbohidratos saludables, algo completamente opuesto a lo que me habían enseñado anteriormente. La dieta incluía avena con frutas para el desayuno, arroz para el almuerzo y papas para la cena. No podía creerlo. Sin embargo, recordé la experiencia y el conocimiento de Norma, y decidí confiar en ella. Además, me recomendó ver el documental "Forks Over Knives" y leer "The Starch Solution" del Dr. McDougall para comprender mejor los fundamentos científicos detrás de esta dieta. Les recomiendo lo lean para entender mas de los beneficios de esta dieta en la salud.

Capítulo 4: El Viaje de Transformación

Comencé mi viaje de transformación siguiendo al pie de la letra la dieta del almidón de Norma. Al principio, me costó adaptarme a los cambios y superar el temor de consumir carbohidratos. Sin embargo, me sorprendió gratamente cómo me sentí desde el principio. A diferencia de mi antigua dieta restrictiva, ahora me sentía saciada y llena de energía. Descubrí que podía disfrutar de una amplia variedad de alimentos basados en plantas, incluyendo granos enteros, legumbres y verduras. Además, eliminé por completo los aceites, los productos animales y los lácteos de mi alimentación. Ahora podia cenar, ahora comia, se me iba quitando el miedo poco a poco. Yo tenia 25 años en ese momento,hoy tengo 31 y sigo adotando esta dieta el 85% del tiempo.

Rica en carbohidratos, verduras, frutas y baja en aceite y proteina de animal.

Desayuno panqueques, almuerzo arroz con frijoles, y ceno mas carbohidratos.

Capítulo 5: Resultados Sorprendentes

Después de dos semanas siguiendo la dieta del almidón, decidí someterme a pruebas para evaluar mi progreso. Los resultados fueron asombrosos. Mi nivel de glucosa en ayunas había bajado significativamente, pasando de niveles preocupantes a uno saludable. Esta revelación me hizo darme cuenta de que el factor genético que mi médico mencionó como la causa de mis problemas de salud no era el único determinante. Descubrí que nuestras elecciones alimenticias tienen un impacto significativo en nuestra salud y bienestar.

Capítulo 6: El Poder de una Dieta Basada en Plantas

A medida que continué siguiendo mi nueva forma de alimentación, experimenté una serie de beneficios notables en mi salud y bienestar. Perdí peso de manera sostenible, mi piel mejoró visiblemente y mi energía se disparó. Además, noté una mejora en mis niveles de energía y en mi estado de ánimo en general. Descubrí el poder de los carbohidratos saludables provenientes de fuentes vegetales y cómo evitar los productos animales y los aceites puede tener un impacto positivo en el cuerpo y la mente.

Capítulo 7: Compartiendo mi Experiencia

Inspirada por mi propia transformación, decidí compartir mi historia y conocimientos con otros. Este libro es mi guía personal para aquellos que desean cambiar su estilo de vida, disfrutar de una salud óptima y lograr una pérdida de peso sostenible a través de una dieta basada en plantas y el poder del almidón. Mi objetivo es brindar apoyo y aliento a quienes buscan mejorar su bienestar, ofreciendo consejos prácticos, recetas deliciosas y herramientas para enfrentar los desafíos que puedan surgir en el camino.

Epílogo: Un Nuevo Capítulo en mi Vida

Mi experiencia personal me ha enseñado que tenemos el poder de controlar nuestra salud a través de nuestras elecciones alimenticias. Con la dieta del almidón y un estilo de vida basado en plantas, pude transformar mi salud y obtener resultados sorprendentes. Ahora, mi objetivo es difundir esta revelación y ayudar a otros a alcanzar una vida plena y saludable. ¡Únete a mí en este viaje hacia una vida vibrante y llena de bienestar!

Sí, seguir una dieta vegana puede tener beneficios significativos para la prevención de enfermedades, incluida la diabetes y otras afecciones crónicas. Aquí hay más información sobre cómo una alimentación vegana puede ser beneficiosa para la salud:

Prevención de la diabetes: Varias investigaciones han demostrado que seguir una dieta vegana puede reducir el riesgo de desarrollar diabetes tipo 2. Una alimentación vegana tiende a ser rica en fibra, baja en grasas saturadas y libre de productos de origen animal, lo que puede ayudar a mejorar la sensibilidad a la insulina y mantener niveles de glucosa en sangre más estables.

Salud cardiovascular: Las enfermedades cardiovasculares son una de las principales causas de muerte en todo el mundo. Una dieta vegana, que se basa en alimentos de origen vegetal y evita las grasas saturadas y el colesterol presentes en los productos animales, puede ayudar a reducir el riesgo de hipertensión arterial, enfermedad cardíaca coronaria y accidentes cerebrovasculares.

Control de peso: Adoptar una alimentación vegana puede ser una estrategia efectiva para mantener un peso saludable. Las dietas basadas en plantas tienden a ser más bajas en calorías y grasas, y más altas en fibra, lo que puede contribuir a una mayor sensación de saciedad y control del apetito.

Salud intestinal: Una dieta vegana rica en alimentos integrales, como frutas, verduras, granos enteros y legumbres, proporciona una amplia variedad de fibra y nutrientes que son beneficiosos para la salud intestinal. La fibra ayuda a promover la regularidad intestinal, previene el estreñimiento y favorece la diversidad de la microbiota intestinal, lo que puede tener un impacto positivo en el sistema inmunológico y la salud general.

Reducción del riesgo de cáncer: Aunque los estudios son diversos y aún se están realizando investigaciones en esta área, se ha observado que una dieta vegana puede estar asociada con un menor riesgo de ciertos tipos de cáncer, como el cáncer de colon y el cáncer de mama. Esto puede deberse en parte a la mayor ingesta de antioxidantes, fibra y fitoquímicos presentes en los alimentos vegetales.

Que hago cuando salgo a comer?

1.Pido arroz o papa al vapor

2. Pido Pizza sin queso y verduras encima, siempre es una excelente opcion.

3. Pido verduras al vapor o ensaladas sin aderezo, yo me le pongo luego aderezo aparte.

4. Pido soja para condimentar mis comidas, siempre queda deli.

Desayuno:

Tazón de avena cocida con leche vegetal y una pizca de canela.

Un plátano en rodajas.

Un puñado de nueces o semillas.

Una tostada de pan integral con mermelada sin azúcar añadida.

Merienda matutina:

Una manzana.

Un puñado de uvas o fruta fresca de temporada.

Almuerzo:

Ensalada abundante con una base de lechuga o espinacas, acompañada de vegetales crujientes como pepino, zanahoria, tomate, pimientos y remolacha.

Una porción generosa de arroz integral o quinoa como fuente principal de almidón. (puedes comer cualquier carbohidrato que tengas disponible: papas, yuca, arroz, maiz, camote.)

Una porción de legumbres como frijoles, lentejas o garbanzos para obtener proteínas y más almidón.

Aliño de vinagre balsámico o jugo de limón en lugar de aceites.

Merienda de la tarde:

Tortilla, zanahoria o apio con hummus casero

Papas cocidas

Platano cocido

O Tortas de Arroz

Cena:

Pasta de trigo integral con una salsa de tomate casera, libre de aceite .

Agrega verduras como espinacas, champiñones y pimientos para darle más sabor y nutrientes.

Una porción de boniatos asados o papas al horno.

Una ensalada pequeña con hojas verdes mixtas y vegetales de tu elección.

Recuerda que esta es solo una sugerencia y que puedes adaptarla según tus preferencias y necesidades personales. La clave es incluir una variedad de vegetales, fuentes de almidón y frutas para obtener todos los nutrientes necesarios. También es importante escuchar a tu cuerpo y ajustar las porciones según tu nivel de actividad y requerimientos individuales. ¡Disfruta de tu viaje hacia una alimentación saludable y basada en el almidón!

Tu plato la mayoria debe ser CARBOHIDRATO para que te sientas saciado. Si quieres saber mas de esta dieta contactate conmigo para poder ayudarte.

Receta de mi avena:

Media taza de avena cruda

1 cucharada cocoa en polvo

Pizca de sal

Bananos

Fruta de eleccion

Vanilla

Cocemos la avena con agua, le ponemos pizca de sal, vanilla, y la cuchara de cocoa en polvo. Cocemos hasta que te guste la consistencia. Sacamos de la olla, ponemos banano encima, le puedes poner fresas, coco y lo que tu gustes. A disfrutar!!!

www.ingramcontent.com/pod-product-compliance
Lightning Source LLC
Chambersburg PA
CBHW072330270726
48658CB00016B/2248